CW00386061

Guide Santé Pour l'Hiver

Bernard PASTOR

Cahier N°12

ISBN : 9798876269904

Introduction

L'hiver, période emblématique de températures froides et de jours plus courts, apporte avec lui son lot de maladies saisonnières. Les pathologies hivernales englobent un éventail de conditions médicales, souvent virales, qui prospèrent lorsque les températures chutent et que les individus passent plus de temps à l'intérieur, favorisant la propagation des agents pathogènes. Les principales affections hivernales incluent la grippe, le rhume commun et la bronchite. La grippe, causée par divers virus de la famille des influenzas, se caractérise par des symptômes soudains et souvent graves, impactant la santé globale et nécessitant parfois une prise en charge médicale. À côté de la grippe, le rhume commun, souvent attribué à des virus tels que les rhinovirus, se manifeste par un ensemble de symptômes plus légers, tels que l'écoulement nasal, les éternuements, la toux et parfois une légère fièvre.

Bien que moins sévère que la grippe, le rhume peut néanmoins être inconfortable et affaiblissant, impactant la productivité et le bien-être quotidien. La bronchite, caractérisée par une inflammation des bronches, peut être d'origine virale ou bactérienne et se présente souvent après une infection virale respiratoire. Elle se manifeste par une toux persistante, parfois accompagnée de mucosités, de douleurs thoraciques et de difficultés respiratoires. Ces maladies partagent souvent des symptômes similaires, notamment la toux, la congestion nasale et les maux de tête, mais varient en gravité et en durée. Les pathologies hivernales peuvent affecter tous les groupes d'âge mais sont particulièrement risquées pour les personnes âgées, les jeunes enfants et les individus immunodéprimés. Comprendre ces pathologies, leurs symptômes distinctifs et leurs différences est essentiel pour une prise en charge appropriée et une prévention efficace. Dans cette optique, la connaissance des mesures préventives et des traitements adaptés revêt une importance capitale pour limiter la propagation de ces affections et atténuer leur impact sur la santé individuelle et collective.

Les affections saisonnières, telles que la grippe et le rhume, se distinguent des autres maladies par plusieurs caractéristiques clés, principalement liées à leur prévalence saisonnière, à leurs agents pathogènes spécifiques et à leurs schémas de transmission. Elles présentent une incidence accrue pendant des périodes spécifiques de l'année, généralement pendant les mois plus froids. Cette tendance saisonnière est liée à des facteurs tels que la baisse des températures, l'humidité et la proximité accrue entre les individus à l'intérieur, favorisant ainsi la transmission des virus. Les maladies saisonnières sont souvent causées par des virus spécifiques qui se propagent plus efficacement dans des conditions hivernales. Par exemple, la grippe est principalement due à des virus de la famille des influenzas, tandis que le rhume commun est souvent attribué à divers types de rhinovirus. Les symptômes des affections saisonnières partagent certaines similitudes, tels que la toux, les éternuements et les maux de tête. Cependant, leur gravité et leur impact sur la santé varient considérablement. Par exemple, la grippe peut entraîner des symptômes plus graves tels que de fortes fièvres, des douleurs musculaires et une fatigue intense, alors que le rhume est généralement plus léger. Les maladies saisonnières ont souvent des modes de transmission similaires, se propageant principalement par des gouttelettes respiratoires lors de la toux, des éternuements ou du contact direct avec des surfaces contaminées. Cependant, leur contagiosité peut varier, certaines affections saisonnières étant plus contagieuses que d'autres. Les affections saisonnières peuvent exercer une pression significative sur les systèmes de santé, entraînant une augmentation des visites aux urgences, des absences au travail et à l'école, ainsi qu'une charge supplémentaire sur les ressources médicales pendant les pics saisonniers. Contrairement à certaines autres maladies, les affections saisonnières bénéficient souvent de vaccins préventifs spécifiques, tels que le vaccin contre la grippe, et peuvent être soulagées par des traitements symptomatiques spécifiques visant à atténuer les symptômes sans traiter directement le virus.

Comprendre ces différences est crucial pour la prise en charge appropriée des affections saisonnières, la mise en place de mesures préventives efficaces et une sensibilisation accrue du public pour limiter la propagation de ces maladies durant les périodes à risque.

1. Types de Pathologies Hivernales

Grippe

La grippe se manifeste brusquement avec des symptômes intenses tels que fièvre élevée, frissons, fatigue sévère, maux de tête, douleurs musculaires et articulaires.

Symptômes Respiratoires : Toux sèche, gorge irritée et écoulement nasal.

Symptômes Digestifs : Parfois, nausées, vomissements et diarrhée.

Complications Possibles :

Risque accru de développer une pneumonie bactérienne secondaire.

La grippe peut aggraver les conditions médicales existantes comme l'asthme, les maladies cardiaques ou les affections pulmonaires.

Rhume

Les symptômes apparaissent progressivement et sont généralement plus légers que ceux de la grippe.

Symptômes Nasaux : Écoulement nasal, éternuements, congestion nasale et gorge irritée.

Symptômes Légers : Faible fièvre (chez certains), maux de tête légers et fatigue modérée.

Complications Possibles :

Risque accru de développer une inflammation des sinus due à une infection virale ou bactérienne secondaire.

Chez les enfants, risque accru de développer une infection de l'oreille moyenne.

Bronchite

Principalement une toux persistante, souvent accompagnée de mucosités.

Douleurs thoraciques, essoufflement et parfois fièvre.

Fatigue, malaise général et congestion nasale.

Complications Possibles :

Risque accru de développer une pneumonie, en particulier chez les personnes âgées ou immunodéprimées.

Risque d'aggraver les maladies pulmonaires préexistantes, comme la BPCO.

Comprendre ces différences est essentiel pour identifier et gérer correctement ces affections. Les symptômes sévères, la persistance des symptômes ou toute complication potentielle nécessitent une évaluation médicale pour un traitement approprié et pour prévenir d'éventuelles complications graves.

Importance de la prévention et des gestes d'hygiène pour limiter la propagation

La prévention et les gestes d'hygiène sont essentiels pour limiter la propagation des affections hivernales, réduisant ainsi leur impact sur la santé individuelle et collective.

Mesures Préventives

La vaccination annuelle contre la grippe est recommandée pour réduire le risque de contracter la maladie et d'en atténuer la gravité. Elle est particulièrement essentielle pour les groupes à risque élevé de complications.

Un lavage fréquent et approprié des mains avec de l'eau et du savon, ou l'utilisation de désinfectants à base d'alcool, est essentiel pour éliminer les virus et les bactéries potentiellement présents sur les mains.

Éviter les contacts étroits avec des personnes

malades et limiter les rassemblements dans des lieux confinés lorsque les taux de maladies hivernales sont élevés contribue à réduire la transmission.

Informer le public sur l'importance de la prévention, des symptômes à surveiller et des mesures à prendre en cas de maladie permet de renforcer la sensibilisation et de promouvoir des comportements préventifs.

Se couvrir la bouche et le nez avec un mouchoir ou le coude lors de la toux ou des éternuements aide à réduire la propagation des gouttelettes respiratoires potentiellement porteuses de virus.

Maintenir la propreté des surfaces fréquemment touchées à domicile, au travail ou dans les lieux publics aide à réduire la présence de virus et de bactéries.

Importance de ces Mesures

En limitant la transmission des virus et des bactéries, ces mesures préventives contribuent à freiner la propagation des affections hivernales au sein de la communauté.

Elles jouent un rôle pour protéger les populations vulnérables, notamment les personnes âgées, les jeunes enfants et les individus immunodéprimés, qui sont plus susceptibles de développer des complications graves.

En réduisant le nombre de cas, ces mesures aident à atténuer la pression sur les services de santé, évitant ainsi la saturation des installations médicales pendant les pics saisonniers.

La promotion et la mise en pratique régulière de ces gestes d'hygiène et mesures préventives constituent un pilier essentiel pour atténuer l'impact des maladies hivernales, favorisant ainsi un environnement plus sain et une meilleure protection individuelle et collective contre ces affections saisonnières.

2. Traitements et Soins

Gestion et Traitement des Affections Hivernales

La gestion et le traitement des affections hivernales impliquent une approche combinée comprenant des médicaments appropriés, du repos et des conseils pratiques pour faciliter la récupération. Voici les éléments essentiels à considérer :

Approche Médicale

L'utilisation de médicaments en vente libre peut aider à soulager les symptômes. Par exemple, des analgésiques pour réduire la fièvre et soulager les douleurs, des décongestionnants pour les congestions nasales et des antitussifs pour calmer la toux sèche.

Dans certains cas, des antiviraux spécifiques peuvent être prescrits pour réduire la durée et la gravité de la grippe, surtout s'ils sont administrés précocement après l'apparition des symptômes.

Pour les complications ou les cas plus sévères, des traitements spécifiques peuvent être nécessaires, comme des antibiotiques pour traiter les infections bactériennes secondaires.

Repos

Le repos est important pour permettre au corps de se rétablir. Il est recommandé de se reposer suffisamment et de limiter les activités physiques et sociales pendant la phase aiguë de la maladie.

Boire beaucoup de liquides aide à prévenir la déshydratation et à soulager les symptômes, en particulier en cas de fièvre.

Conseils Pratiques

Utiliser des méthodes naturelles comme les inhalations de vapeur pour soulager la congestion nasale, les gargarismes d'eau salée pour apaiser la gorge irritée et les compresses chaudes pour les douleurs musculaires.

Continuer à pratiquer une bonne hygiène, notamment se laver les mains fréquemment, pour éviter la propagation des maladies à d'autres personnes et pour prévenir les complications.

Surveiller attentivement l'évolution des symptômes. En cas d'aggravation, de développement de nouveaux symptômes ou de signes de complications, consulter un professionnel de la santé.

Cette approche intégrée combine à la fois des interventions médicales spécifiques pour soulager les symptômes et traiter les complications, ainsi que des mesures d'auto-assistance pour favoriser une récupération efficace. Elle vise à réduire l'impact des affections hivernales sur la santé individuelle et à encourager une récupération rapide tout en minimisant les risques de complications.

Quand consulter un professionnel de la santé ?

Il est important de savoir quand consulter un professionnel de la santé lorsqu'on souffre d'une affection hivernale, car certains signes peuvent indiquer une aggravation ou la présence de complications nécessitant une évaluation médicale. Voici quelques conseils pour surveiller les symptômes et les signes d'aggravation :

Signes Indiquant une Consultation Médicale

Une fièvre persistante, en particulier si elle est élevée et ne répond pas aux médicaments habituels, peut nécessiter une évaluation médicale.

L'apparition de difficultés respiratoires, une respiration rapide ou sifflante, une oppression thoracique ou des douleurs lors de la respiration nécessitent une attention médicale immédiate.

Tout signe de confusion, de désorientation, de convulsions ou de symptômes neurologiques inhabituels doit être évalué par un professionnel de la santé.

Une déshydratation marquée avec une diminution significative de la production d'urine, une bouche sèche persistante et une peau très sèche peut nécessiter des soins médicaux.

Chez les jeunes enfants, des pleurs constants, une léthargie excessive, un refus de s'alimenter ou une fontanelle enfoncée peuvent nécessiter une évaluation médicale.

Conseils pour Surveiller les Symptômes

Noter les symptômes, leur évolution, la fréquence et l'intensité peut aider à fournir des informations détaillées lors de la consultation médicale.

Mesurer régulièrement la température corporelle, en particulier en cas de fièvre, pour suivre l'évolution des symptômes.

Être attentif à tout changement soudain ou à l'aggravation des symptômes, même s'ils semblent mineurs, peut indiquer une nécessité de consultation médicale.

Écouter son corps et reconnaître tout sentiment de malaise, de faiblesse ou de détresse respiratoire inhabituelle est essentiel pour agir rapidement.

En cas de doute ou si l'on observe des signes inquiétants, il est recommandé de consulter un professionnel de la santé pour une évaluation appropriée. Il est crucial de ne pas tarder à rechercher une assistance médicale en présence de signes d'aggravation potentielle des affections hivernales, surtout pour les groupes à risque élevé de complications.

Soulagement des Symptômes

Certaines recommandations peuvent aider à soulager les symptômes du rhume, de la grippe et de la bronchite, bien qu'il soit important de souligner que ces conseils visent à atténuer l'inconfort et ne remplacent pas un avis médical approprié. Voici des suggestions pour chaque affection :

Rhume Commun

Boire beaucoup de liquides chauds comme des tisanes, du bouillon ou de l'eau chaude avec du citron et du miel aide à soulager la gorge et à maintenir une hydratation adéquate.

Effectuer des gargarismes avec de l'eau salée tiède plusieurs fois par jour peut apaiser la gorge irritée et réduire l'inflammation.

Utiliser des vaporisateurs nasaux salins ou des lavages nasaux avec une solution saline pour réduire la congestion nasale.

Accorder suffisamment de repos au corps pour permettre une récupération efficace.

Grippe

Prendre des médicaments tels que le paracétamol ou l'ibuprofène selon les recommandations médicales pour réduire la fièvre et soulager les douleurs.

Boire des liquides en abondance pour prévenir la déshydratation due à la fièvre et aux symptômes gastro-intestinaux.

Se reposer complètement pour permettre au système immunitaire de lutter efficacement contre le virus.

Consulter un professionnel de la santé pour discuter des options de traitement antiviral, en particulier si les symptômes sont graves ou persistent.

Bronchite

Inhaler de la vapeur d'eau chaude ou utiliser un humidificateur pour aider à dégager les voies respiratoires et à soulager la toux.

Boire beaucoup de liquides pour maintenir des sécrétions fluides et aider à expulser les mucosités.

Utiliser des médicaments antitussifs si recommandés par un professionnel de la santé pour calmer la toux irritante.

Éviter la fumée de cigarette, les polluants atmosphériques ou les allergènes qui pourraient aggraver les symptômes.

Noter que ces conseils visent à soulager les symptômes et à améliorer le confort pendant la maladie, mais en cas de doute, de symptômes graves ou persistants, il est recommandé de consulter un professionnel de la santé pour une évaluation et des conseils médicaux appropriés.

Conseils d'auto-assistance pour faciliter la récupération

Ces conseils visent à soutenir le système immunitaire et à améliorer le confort pendant la période de maladie.

Alimentation et Hydratation

Privilégier une alimentation riche en nutriments essentiels tels que les fruits, les légumes, les protéines maigres et les aliments riches en vitamines et minéraux pour soutenir le système immunitaire.

Boire beaucoup de liquides tels que de l'eau, des tisanes, du bouillon ou des jus de fruits pour maintenir une hydratation optimale, surtout en cas de fièvre ou de symptômes gastro-intestinaux.

Repos et Gestion du Stress

Accorder au corps le repos nécessaire pour favoriser la récupération. Dormir suffisamment aide à renforcer le système immunitaire.

Éviter le stress excessif, car le stress prolongé peut affaiblir le système immunitaire. Pratiquer des techniques de relaxation comme la méditation ou le yoga peut être bénéfique.

Soins Personnels

Maintenir une hygiène rigoureuse des mains et éviter les contacts étroits avec d'autres personnes pour limiter la propagation des maladies.

Utiliser un humidificateur pour l'air sec et des inhalations de vapeur pour soulager la congestion nasale et la toux.

Exercice Léger

Si l'état le permet, pratiquer des exercices légers peut stimuler la circulation sanguine et favoriser une récupération plus rapide. Cependant, éviter l'exercice intense lorsqu'on est malade.

Suivi des Symptômes

Noter l'évolution des symptômes, leur intensité et les changements dans la condition physique peut aider à suivre la progression de la maladie.

Surveiller les symptômes et rechercher une assistance médicale si les symptômes s'aggravent ou ne s'améliorent pas malgré les mesures d'auto-assistance.

Ces conseils d'auto-assistance visent à renforcer le confort, à favoriser une récupération efficace et à soutenir le système immunitaire pendant la période de maladie. Cependant, il est important de consulter un professionnel de la santé si des doutes persistent ou si les symptômes persistent ou s'aggravent.

3. Produits pour les Pathologies Hivernales

Analgésiques et Antipyrétiques : Ces produits comprennent des médicaments pour réduire la fièvre et soulager les douleurs légères à modérées, tels que le paracétamol ou l'ibuprofène. Ils peuvent aider à atténuer la fièvre, les maux de tête, les douleurs musculaires et articulaires associées aux affections hivernales.

Décongestionnants : Les vaporisateurs nasaux et les gouttes pour le nez contenant des décongestionnants peuvent aider à dégager les voies respiratoires en réduisant la congestion nasale, facilitant la respiration et soulageant la pression sinusale.

Antitussifs et Expectorants : Les sirops antitussifs aident à calmer la toux sèche et irritante, tandis que les expectorants aident à liquéfier les mucosités, facilitant leur expulsion.

Pastilles et Sprays pour la Gorge : Ces produits sont conçus pour apaiser la gorge irritée, réduire les maux de gorge et aider à soulager l'inconfort lors de la déglutition.

Traitements Symptomatiques : D'autres produits de parapharmacie offrent un soulagement symptomatique spécifique, tels que les pastilles mentholées pour la congestion nasale ou les baumes pour la poitrine pour apaiser la toux.

Accessibilité et Disponibilité : Ces produits sont facilement accessibles sans ordonnance, ce qui les rend pratiques pour le soulagement rapide des symptômes légers à modérés.

Soulagement Symptomatique : Ils visent principalement à soulager les symptômes sans traiter directement la cause sous-jacente de la maladie, offrant un confort temporaire pendant la période de convalescence.

Consultation Médicale : En cas de symptômes graves, persistants ou de complications potentielles, il est essentiel de consulter un professionnel de la santé pour une évaluation et des recommandations appropriées.

Ces produits jouent un rôle important en offrant un soulagement symptomatique pendant les affections hivernales, mais leur utilisation doit être prudente et conforme aux indications spécifiques du produit pour garantir une gestion efficace et sûre des symptômes.

Conseils d'Achat et Utilisation Prudente

Critères à considérer lors de l'achat de produits

Examiner attentivement les étiquettes des produits pour connaître les ingrédients actifs, la posologie recommandée, les contre-indications et les effets secondaires potentiels.

Opter pour des marques réputées et fiables, préférablement recommandées par des professionnels de la santé ou ayant une réputation établie pour la qualité et l'efficacité de leurs produits.

Vérifier la date de péremption pour garantir l'efficacité du produit et éviter l'utilisation de produits périmés.

En cas de doute, demander des conseils à un pharmacien ou à un professionnel de la santé pour choisir le produit le plus adapté à vos besoins et à votre état de santé.

Utilisation Prudente

Suivre scrupuleusement les doses recommandées, en évitant de dépasser la posologie indiquée pour éviter les effets indésirables ou les surdosages.

Éviter de combiner différents médicaments sans avis médical pour éviter les interactions médicamenteuses potentielles.

Respecter les recommandations concernant la durée d'utilisation pour chaque produit, en évitant une utilisation prolongée sans avis médical.

Surveiller attentivement tout effet secondaire indésirable et consulter un professionnel de la santé en cas de réaction inhabituelle.

Conserver les produits dans des conditions appropriées (température, humidité) et hors de la portée des enfants pour garantir leur efficacité et leur sécurité.

Consultation Médicale

Enfin, en présence de symptômes persistants, de complications ou de doutes quant à l'utilisation d'un produit, il est préférable de consulter un professionnel de la santé pour des conseils personnalisés et une évaluation appropriée.

En suivant ces précautions et indications, on peut minimiser les risques d'effets indésirables et assurer une utilisation sécuritaire et efficace des produits de parapharmacie pour soulager les symptômes des affections hivernales.

4. Prévention et Conseils Pratiques

Mesures de Prévention et Hygiène

La vaccination annuelle contre la grippe est l'un des moyens les plus efficaces de prévenir l'infection par le virus de la grippe et de réduire sa propagation au sein de la population.

La vaccination diminue le risque de complications graves associées à la grippe, telles que les hospitalisations, les pneumonies et même les décès, en particulier chez les populations vulnérables.

Elle est essentielle pour protéger les personnes vulnérables, comme les personnes âgées, les enfants en bas âge, les femmes enceintes et les individus souffrant de conditions médicales chroniques.

En limitant le nombre de cas graves, la vaccination contribue à soulager la pression sur les services de santé pendant les périodes de pic saisonnier.

Le lavage fréquent des mains avec de l'eau et du savon ou l'utilisation de désinfectants à base d'alcool réduit la propagation des virus respiratoires.

Le port du masque dans les situations à risque peut limiter la transmission des gouttelettes respiratoires et réduire le risque d'infection.

Éviter les contacts étroits avec des personnes malades et limiter les rassemblements dans des espaces clos contribue à réduire la transmission des virus.

Informer le public sur les symptômes, l'importance de la vaccination et des mesures préventives renforce la sensibilisation et encourage la participation à ces initiatives.

La combinaison de la vaccination et des mesures préventives contribue à limiter la propagation rapide de la grippe et d'autres infections hivernales, prévenant ainsi les épidémies.

Ces mesures protègent à la fois l'individu et la communauté en réduisant la propagation des maladies et en créant une barrière de protection.

En réduisant le fardeau des maladies hivernales, ces mesures contribuent à maintenir la capacité opérationnelle des systèmes de santé.

La vaccination contre la grippe et la mise en œuvre de mesures préventives complémentaires sont des piliers fondamentaux pour réduire l'impact des affections hivernales, améliorer la santé publique et protéger les populations vulnérables contre les complications graves.

Gestion de l'environnement pour limiter la transmission des maladies hivernales

La gestion de l'environnement joue un rôle dans la limitation de la transmission des maladies hivernales, en particulier des infections respiratoires comme la grippe, le rhume et la bronchite. Voici des mesures spécifiques pour limiter cette transmission :

Maintenir la propreté des surfaces fréquemment touchées, comme les poignées de porte, les interrupteurs, les claviers, les téléphones, pour réduire la propagation des germes.

Assurer une bonne ventilation des espaces intérieurs en ouvrant les fenêtres pour renouveler l'air et réduire la concentration de virus dans l'environnement.

Encourager et faciliter le lavage régulier des mains avec de l'eau et du savon pendant au moins 20 secondes, en particulier après avoir été en contact avec des surfaces publiques ou des personnes malades.

Mettre à disposition des désinfectants pour les mains à base d'alcool dans les lieux publics pour une utilisation pratique et régulière.

Mettre en place des mesures favorisant la distanciation sociale dans les espaces publics, les écoles et les lieux de travail pour réduire les contacts étroits entre individus.

Adapter l'agencement des espaces pour favoriser la distance physique entre les individus, par exemple en utilisant des marquages au sol pour indiquer les distances recommandées.

Organiser des campagnes d'éducation et de sensibilisation pour informer sur les pratiques d'hygiène et la prévention des maladies hivernales.

Former le personnel sur les bonnes pratiques d'hygiène, la reconnaissance des symptômes et les mesures à prendre en cas de maladie.

Encourager le port du masque dans les espaces publics où la distanciation est difficile à maintenir.

Encourager les personnes malades à rester à la maison, à consulter un professionnel de la santé et à respecter les consignes de quarantaine ou d'isolement si nécessaire.

En mettant en œuvre ces pratiques, tant au niveau individuel que collectif, il est possible de réduire significativement la transmission des maladies hivernales, de protéger la santé publique et de prévenir les épidémies.

Conseils pour un Mode de Vie Sain en Hiver

Une alimentation variée et équilibrée fournit les nutriments essentiels tels que les vitamines (C, D, E), les minéraux (zinc, fer) et les antioxydants nécessaires au bon fonctionnement du système immunitaire.

Certains aliments, comme les fruits, les légumes, les noix et les graines, sont riches en nutriments et en composés phytochimiques qui aident à renforcer la barrière immunitaire.

Une alimentation équilibrée favorise la diversité du microbiote intestinal, qui joue un rôle clé dans la régulation du système immunitaire.

L'exercice modéré régulier renforce le système immunitaire en stimulant la circulation sanguine, en augmentant la production de cellules immunitaires et en réduisant l'inflammation.

L'activité physique contribue à réduire le stress, qui, lorsqu'il est chronique, peut affaiblir le système immunitaire.

L'exercice régulier peut favoriser un sommeil plus profond et réparateur, crucial pour un système immunitaire sain.

Un sommeil suffisant et de qualité permet au corps de se reposer et de régénérer les cellules immunitaires, renforçant ainsi la capacité de l'organisme à combattre les infections.

Un sommeil adéquat contribue à réguler les réponses inflammatoires, favorisant un système immunitaire équilibré.

Respecter un rythme circadien régulier aide à maintenir un système immunitaire fonctionnel, car des perturbations du sommeil peuvent affaiblir la réponse immunitaire.

En combinant une alimentation équilibrée, de l'exercice physique régulier et un sommeil adéquat, on crée un environnement propice au renforcement du système immunitaire, améliorant ainsi la capacité du corps à se défendre contre les infections et les maladies.

Conclusion

La saison hivernale apporte son lot de défis pour la santé, mais avec des mesures préventives adéquates et une adaptation à l'environnement, il est possible de préserver son bien-être. Les affections saisonnières telles que la grippe, le rhume ou la bronchite peuvent être atténuées par une combinaison de pratiques d'hygiène rigoureuses, une alimentation équilibrée, une activité physique régulière et une attention particulière à son environnement. En comprenant l'impact de l'environnement sur la santé en hiver et en appliquant des stratégies appropriées, il est possible de maintenir un système immunitaire fort et de préserver son bien-être physique et mental malgré les rigueurs de la saison froide. Alors que nous abordons l'avenir, la prise de conscience croissante de l'importance des mesures préventives et de l'adaptation face aux défis de la saison hivernale est encourageante. Les avancées dans la recherche médicale continuent de nous offrir de nouvelles perspectives, notamment en matière de vaccination et de traitement des affections saisonnières. Nous pouvons anticiper des progrès dans les technologies de vaccination, des méthodes plus efficaces de prévention et de contrôle des maladies hivernales, ainsi que des innovations dans la sensibilisation du public et la promotion de pratiques de santé optimales. Le développement de solutions adaptées aux besoins spécifiques des groupes vulnérables, combiné à une meilleure accessibilité aux soins de santé, ouvre la voie à un avenir où la saison hivernale ne serait plus synonyme de risques accrus pour la santé, mais plutôt une période où la prévention et la résilience dominent. En cultivant une approche proactive, en intégrant les connaissances émergentes et en favorisant des modes de vie sains, nous sommes sur la voie pour mieux gérer et traverser les défis de la saison hivernale, offrant ainsi un avenir prometteur pour la santé pendant cette période délicate de l'année.